BEI GRIN MACHT SICH IHR WISSEN BEZAHLT

AF131169

- Wir veröffentlichen Ihre Hausarbeit, Bachelor- und Masterarbeit

- Ihr eigenes eBook und Buch - weltweit in allen wichtigen Shops

- Verdienen Sie an jedem Verkauf

Jetzt bei www.GRIN.com hochladen und kostenlos publizieren

Bibliografische Information der Deutschen Nationalbibliothek:

Die Deutsche Bibliothek verzeichnet diese Publikation in der Deutschen National-bibliografie; detaillierte bibliografische Daten sind im Internet über http://dnb.d-nb.de/ abrufbar.

Dieses Werk sowie alle darin enthaltenen einzelnen Beiträge und Abbildungen sind urheberrechtlich geschützt. Jede Verwertung, die nicht ausdrücklich vom Urheberrechtsschutz zugelassen ist, bedarf der vorherigen Zustimmung des Verlages. Das gilt insbesondere für Vervielfältigungen, Bearbeitungen, Übersetzungen, Mikroverfilmungen, Auswertungen durch Datenbanken und für die Einspeicherung und Verarbeitung in elektronische Systeme. Alle Rechte, auch die des auszugsweisen Nachdrucks, der fotomechanischen Wiedergabe (einschließlich Mikrokopie) sowie der Auswertung durch Datenbanken oder ähnliche Einrichtungen, vorbehalten.

Impressum:

Copyright © 2016 GRIN Verlag, Open Publishing GmbH
Druck und Bindung: Books on Demand GmbH, Norderstedt Germany
ISBN: 9783668410015

Dieses Buch bei GRIN:

http://www.grin.com/de/e-book/354647/das-geschaeftsmodell-retail-clinics-analyse-des-marktumfeldes-und-der

Anonym

Das Geschäftsmodell Retail Clinics. Analyse des Marktumfeldes und der Marktsituation

Welche Potentiale bietet das Modell für das deutsche Gesundheitswesen?

GRIN Verlag

GRIN - Your knowledge has value

Der GRIN Verlag publiziert seit 1998 wissenschaftliche Arbeiten von Studenten, Hochschullehrern und anderen Akademikern als eBook und gedrucktes Buch. Die Verlagswebsite www.grin.com ist die ideale Plattform zur Veröffentlichung von Hausarbeiten, Abschlussarbeiten, wissenschaftlichen Aufsätzen, Dissertationen und Fachbüchern.

Besuchen Sie uns im Internet:

http://www.grin.com/

http://www.facebook.com/grincom

http://www.twitter.com/grin_com

Inhaltsverzeichnis

1 Einleitung

In den USA entwickelte sich in den vergangenen Jahren eine immer stärker zunehmende Begeisterung für das Geschäftsmodell der sogenannten „retail clinic", welche insbesondere in den Jahren 2006 bis 2008 einen regelrechten Boom erlebte. Supermarktketten und Drogeriemärkte bieten medizinische Dienste durch spezielle und werbeorientiere Angebote an. Entscheidender Faktor ihrer Werbestrategie: Schnell und günstig muss es sein. So wird der Grundgedanke ihres Programms mit Slogans wie „You're sick. We're quick!", „Get well. Stay well. …Fast!", „No appointment. No waiting. No hassle." an den Kunden gebracht und diesem angeboten (Bohmer, 2007, S. 766).

Das Konzept hinter dem Modell der „retail clinics" ist jedoch nicht neu. Vergleichbare Ideen finden sich ebenfalls in der Automobilbranche, im Bereich der Luftfahrt, der Gastronomie oder den Einzelhandelsgeschäften. Sie spezialisieren sich auf eine bestimmte Zielgruppe, wählen eine bestimmte Serviceart aus, haben standardisierte Vorgehensweisen und können dadurch eine bestimmte Qualität gewährleisten und kostengünstig am Markt anbieten (Scott & Leifer, 2011, S. 7). Der Erfinder der „retail clinics" orientierte sich dabei am Geschäftsmodell des Schnellrestaurants McDonald's. Kunden wählen aus einem limitierten und kostengünstigen Angebot ihr Menü, da die Prozesse stark standardisiert und kundenfreundlich aufgebaut sind (Bohmer, 2007, S. 766).

Diese Ausarbeitung beschäftigt sich mit dem Geschäftsmodell der „retail clinics" und soll die bisherige und aktuelle Marktsituation in den USA vorstellen. Dabei soll der Schwerpunkt besonders auf betriebswirtschaftliche Möglichkeiten dieses Geschäftsmodells gelegt werden. Weiterhin soll die Übertragungsmöglichkeit in das deutsche Gesundheitssystem beurteilt werden, indem auf Chancen und Schwierigkeiten eingegangen wird. Es sollen auch Akteure des deutschen Gesundheitswesens aufgezeigt werden, die ein mögliches Interesse an diesem Modell haben könnten. Abschließend werden vergleichbare Konzepte vorgestellt, die bereits heute in Deutschland existieren.

Es sei darauf hingewiesen, dass das deutsche Gesundheitssystem äußerst komplex ist, weswegen nicht auf alle möglichen Aspekte eingegangen werden kann. Dementsprechend werden für diese Ausarbeitung ausgewählte Beispiele und Argumente ausgewählt, um den Rahmen einzuhalten.

2 Theoretischer Hintergrund des Geschäftsmodellansatzes

Der Begriff „Geschäftsmodell" hat bis heute keine einheitliche Definition. So zeigen Scheer, Deelmann & Loos (2003) eine Reihe von verschiedenen Geschäftsmodelldefinitionen auf. Wirtz (2001) versteht unter dem Begriff „Geschäftsmodell" die Darstellung des betrieblichen Produktions- und Leistungssystem eines Gesamtunternehmens. Für die Abbildung der Geschäftstätigkeit werden charakteristische Teilmodelle beschrieben, die im Geschäftsmodellansatz zusammengefasst werden. Die stark vereinfachte Darstellung lässt erkennen, welche Ressourcen in die Unternehmung fließen und wie sie im innerbetrieblichen Leistungsprozess zum gewünschten Produkt oder zur Dienstleistung umgewandelt werden (S. 211).

Hauptziel ist es einen einfachen und komprimierten Überblick über die Geschäftsaktivitäten in einer Modellform zu erhalten. Diese Übersicht hilft dabei Aussagen über Ressourcen, Prozesse, Finanzquellen und Erfolgsfaktoren zu treffen (Scheer, Deelmann & Loos, 2003, S. 7). Damit lässt sich das Geschäftsmodell als Analysemodell der wichtigsten Elemente der Geschäftstätigkeit eines Unternehmens, sowie deren Beziehungen betrachten. Je nach Geschäftsmodellansatz und der darin zugrunde liegenden Theorie werden andere Teilbereiche zur Analyse herangezogen (Bieger, zu Knyphausen-Aufseß & Krys, 2011, S. 26). Aufgrund der Vielzahl an Geschäftsmodellansätzen soll für diese Ausarbeitung der Geschäftsmodellansatz erläutert werden, welcher in der Präsenzphase und im Studienbrief vorgestellt wurde.

Nach dem Grundverständnis des strategischen Managements lassen sich Unternehmen nicht isoliert betrachten. Um den zukünftigen Erfolg zu sichern müssen interne und externe Faktoren betrachtet werden. Folglich müssen einerseits die Umwelt, speziell der Markt, als auch die Ressourcenbasis analysiert werden (Hungenberg, 2014, S. 4).

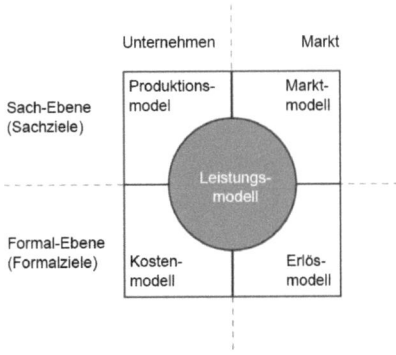

Abbildung 1: Geschäftsmodellansatz (modifiziert nach Dietrich & Molter, 2013, S. 211)

Vereinfacht stellt Abbildung 1 den Geschäftsmodellansatz dar. Dabei wird zwischen einer Organisations- und Marktseite, sowie einer Sachziel- und einer Formalziel-Ebene unterschieden. Bei Sachzielen werden die sachlichen Leistungen betrachtet und eine Aufklärung darüber gegeben, in welcher Form eine Leistung erbracht werden muss. Im Gegensatz dazu sind Formalziele die mit der Leistung verbundenen monetären Effekte, wie beispielsweise die Kostendeckung (Weber, Kabst & Baum, 2014, S. 84). Im Gesundheitswesen stehen grundsätzlich die Sachziele im Vordergrund. Das Einhalten der Formalziele ist jedoch gleichzeitig wichtig, um zumindest kostendeckend zu arbeiten oder einen angemessenen Gewinn zu erwirtschaften (Dietrich, 2015, S. 159).

Das Geschäftsmodell kann hierbei zwischen fünf Teilmodellen unterschieden werden: Leistungsmodell, Marktmodell, Produktionsmodell, Kostenmodell und das Erlösmodell. Diese werden im Folgenden näher erläutert.

Im Kern befindet sich das **Leistungsmodell**, welches sämtliche Ebenen eines Unternehmens betrifft. Darin werden Probleme oder Bedarfsgründe des Nutzers beschrieben und Lösungsbeiträge oder Leistungen aufgezeigt, welche der Anbieter bereithält. Auf der Sach-Ebene der Unternehmensseite wird durch das **Produktionsmodell** beschrieben, was die sachliche Leistungsfähigkeit zur Leistungserstellung beinhaltet. Die Formal-Ebene der Unternehmensseite muss die sachlichen Aspekte der Leistungserstellung in ein **Kostenmodell** überführen und kann als monetäres Abbild der Leistungserstellung angesehen werden. Das **Marktmodell** stellt die Anforderungsseite und aus sachlicher Sicht die Nutzung und Inanspruchnahme einer Leistung durch Nachfrager dar. Zuletzt wird auf der Formal-Ebene der Marktseite im **Erlösmodell** beschrieben, wie sich Nutzungs- und ggf. auch Zahlungsbereitschaften in Erlöse übersetzen lassen (Dietrich & Molter, 2013, S. 211-212). Nachfolgend soll noch einmal detailliert auf die einzelnen Modellbestandteile eingegangen und auf das Gesundheitswesen bezogen werden.

Leistungsmodell

Das Leistungsmodell beschreibt die Leistung des Unternehmens. Wie bereits beschrieben betrifft das Modell sowohl die Sach- und Formal-Ebene, als auch die Organisations- und Marktseite eines Unternehmens. Im Ergebnis stellt es die Leistungen dar und begründet auf Formal-Ebene ihre Wirtschaftlichkeit. Auf der Organisationsseite werden organisationsspezifische Faktoren der Leistungserstellung beschrieben und auf der Marktseite die spezifischen Nutzenwahrnehmungen der Nachfrager aufgezeigt (Dietrich

& Molter, 2013, S. 211-212). So ist beispielsweise die Leistung im Krankenhaus die medizinische Behandlung eines Patienten.

Produktionsmodell

Differenziert werden kann im Produktionsmodell zwischen Ressourcen, Aktivitäten und Prozessen, sowie Kooperationen und Netzwerk-Partnerschaften. Das Modell beschreibt die Verfügbarkeit von Ressourcen, Fähigkeiten und Potenzialen, entweder als materielle oder immaterielle Form (z. B. technische Voraussetzungen oder ausgebildetes Personal). Bestimmte Verfahrensweisen und Handlungen bedienen sich dieser Ressourcen und müssen in gewisser Weise Kriterien befolgen, die nachvollziehbar und operationalisiert werden können. So gibt es im Krankenhaussektor bestimmte Behandlungspfade. Weiterhin dürfen Leistungserbringer nicht separat von anderen Leistungserbringern betrachtet werden. Der Zuwachs von chronischen Erkrankungen ist immer deutlicher zu erkennen, sodass eine sektorenübergreifende Behandlung inzwischen unabdingbar ist. Damit sind Kooperationen zwischen verschiedenen Leistungserbringern von erheblicher Bedeutung, weswegen Leistungsvereinbarungen und Ablauforganisationen geklärt werden müssen (Dietrich, 2015, S. 39-40).

Marktmodell

Durch das Marktmodell wird beschrieben, welchen Akteuren das Unternehmen in welchen Märkten gegenübersteht und welche einzelnen Strukturen die Märkte aufweisen. Dabei kann bei Akteuren zwischen Nachfragern und Wettbewerbern unterschieden werden. Somit lässt sich das Marktmodell weiter in ein Nachfrager- und ein Wettbewerbsmodell unterteilen. Durch das Nachfragemodell wird Auskunft darüber gegeben, wer eine bestimmte Leistung beanspruchen will, wie hoch die Nachfrage über eine solche Leistung ist und in welcher Höhe die Zahlungsbereitschaft vorhanden wäre. Das Wettbewerbsmodell hingegen gibt Auskunft über die Wettbewerber auf dem Markt. Ein Augenmerk liegt hierbei auf der Marktstruktur, sowie das Marktverhalten auf dem Absatzmarkt. Zu beachten ist, dass sowohl Marktstruktur, als auch Marktverhalten von externen Faktoren wie rechtlichen Bestimmungen oder wirtschaftspolitischen Rahmenbedingungen abhängen und bestimmte Faktoren Veränderungen bewirken können (Wirtz, 2001, S.212). Hinzu kommt die Distribution, durch die eine Beschreibung darüber erfolgt, welche Produkte oder Dienstleistungen auf welche Art zu welchem Zeitpunkt und zu welchem Preis für den Kunden zur Verfügung gestellt werden soll. Dabei sind vor allem Informations- und Kommunikationswege entscheidend, um Nutzer und Leistungsanbieter in Kontakt treten zu lassen, sodass eine Leistungsinanspruchnahme

5

zustande kommen kann. Dabei spielt es eine entscheidende Rolle, dass es sich beim Gesundheitswesen um unterschiedliche Kundensegmente handelt. Eine kundenspezifische Kommunikation ist dementsprechend schwierig (Dietrich, 2015, S. 41-42).

Kostenmodell

Das Kostenmodell beschreibt die Kostenstruktur und stellt somit das Abbild der Produktion dar. Im Normalfall entstehen Kosten bei der Leistungserstellung durch den Einsatz von Ressourcen, den Ausbau von Fähigkeiten und beim Ausführen von Prozessen (Dietrich, 2015, S. 37).

Erlösmodell

Das Erlösmodell bildet ab, welche finanziellen Ressourcen dem Unternehmen zugeführt werden. Dabei kann in direkte und indirekte Erlöse unterteilt werden (Wirtz, 2001, S. 214). Eine direkte Finanzierung durch die Nachfrager im Gesundheitswesen findet selten statt, weswegen Organisationen oftmals auf substanzielle Finanzierung aus öffentlichen Mitteln angewiesen sind (Dietrich, 2015, S. 43).

Im Nachfolgenden soll das Thema „retail clinics" anhand des Geschäftsmodellansatzes näher erläutert werden.

3 "Retail Clinics"

Das Gesundheitssystem in den USA ist im Vergleich zu dem Gesundheitssystem in Deutschland vollkommen anders gestaltet und umgesetzt. Im Folgenden soll kurz auf deren System eingegangen werden, um die anschließende Diskussion nachvollziehbarer darstellen zu können. Entscheidendes Systemmerkmal innerhalb der USA ist zunächst, dass es keine umfassende und obligatorische Absicherung der gesamten Bevölkerung für Krankheitsfälle jeglicher Art gibt. Aus diesem Grund bestehen bislang nur freiwillige Formen der privaten Absicherung und staatliche Unterstützungen für ältere Menschen (Medicare) und einkommensschwache Bevölkerungsgruppen (Medicaid). Demnach sind nicht alle Bevölkerungsschichten für den Krankheitsfall abgesichert. Die Kostentragung im Fall einer Krankheit müssen die Bürger selbst aufbringen und sich privat krankenversichern, weil keine eigenständige Pflichtversicherung existiert (Haubrock, Hagmann & Nerlinger, 2000, S. 17).

Eine ambulante Versorgung erfolgt durch niedergelassene Allgemeinmediziner und Fachärzte. Dabei ist jedoch sowohl für die privat Krankenversicherten, als auch für Versicherte der Medicare und Medicaid keine freie Arztwahl gegeben, da die Steuerung der

Versorgungswege über das Prinzip der „managed care" durch verschiedene Versiche-rungsunternehmen erfolgt. Die meisten privaten Versicherten sind in sogenannten Health Maintenance Organizations (HMOs) eingeschrieben. Hierdurch werden nur Kos-ten für eingeschriebene Versicherte erstattet, sofern die Behandlungen bei Ärzten oder Krankenhäusern in Anspruch genommen werden, die zu einem Netzwerk von Vertrags-partnern der HMOs oder zur HMO selbst gehören. Damit soll eine Kostenersparnis er-folgen und Qualität gesichert werden. Ein Hauptproblem hierbei ist jedoch der geogra-phische Gesichtspunkt. Oftmals sind Ärzte oder Krankenhäuser mit einer vertraglichen Beziehung zu den jeweiligen HMOs überhaupt nicht in der räumlichen Nähe eines Pati-enten, sodass der Betroffene im Ergebnis gezwungen wird, sämtliche Leistungen voll-ständig selbst zu tragen (Schölkopf & Pressel, 2014, S. 85). Eine kostengünstigere und flächendeckendere Alternative bieten jedoch die sogenannten „retail clinics" bei einfa-chen medizinischen Behandlungen.

Wie der Name schon andeutet handelt es sich bei "retail clinics" um Kliniken in Einzel-handelsgeschäften, Supermärkten oder Apotheken. "Retail clinics" werden wiefolgt definiert: „Like urgent care centers, retail clinics offer convenient walk-in care, with extended evening and weekend hours. Located in retail stores, supermarkets, or phar-macies, however, their emphasis is on treating a limited number of low-complexity acute conditions, as well as providing select preventive health care services, such as vaccinations" (Chang, Brundage, Burke & Chokshi, 2015, S. 4). Das besondere hierbei ist somit eine medizinische Behandlung außerhalb einer Arztpraxis oder eines Kranken-hauses und der einfache und schnelle Zugang an völlig verschiedenen Orten. Bequem-lichkeit und Komfortabilität spielen hierbei eine große Rolle. So kann eine Behandlung bequem, einfach und schnell mit einem Einkauf verknüpft werden.

Das Leistungsspektrum fokussiert sich hierbei auf einfache, akute Behandlungen wie beispielsweise Hals-Rachen-Erkrankungen, Grippebehandlungen, Impfungen oder prä-ventive Routineuntersuchungen. Aufgrund der bekannten Preise haben die Patienten die Möglichkeit, die ärztliche Leistung bereits vor der Behandlung bar zu bezahlen. Die Kosten sind für gewöhnlich günstiger als im Krankenhaus oder bei ambulanten Ärzten (Iglehart, 2016, S. 301; Thygeson, Van Vorst, Maciosek & Solberg, 2008, S. 1283).

3.1 Entwicklung und Marksituation der „retail clinics"

Erstmals wurde eine „retail clinic" im Jahre 2000 von QuickMedx in einem Supermarkt in Minnesota eröffnet (Iglehart, 2015, S. 301; Thygeson, Van Vorst, Maciosek & Solberg, 2008, S. 1283). Bis zum Jahr 2005 wurden 60 neue Kliniken gebaut (Scott & Leifer, 2011, S. 7). Einen großen Aufschwung gab es in den Jahren von 2006 bis 2008. Während 2006 zunächst 160 Kliniken existierten, hat sich diese Anzahl anschließend innerhalb von zwei Jahren auf 982 „retail clinics" in 33 Staaten verzehnfacht (Rudavsky, Pollack & Mehrotra, 2009, S. 317). Der rasante Anstieg solcher Kliniken ließ annehmen, dass bis Ende 2012 sogar 2500 bis 6000 „retail clinics" entstehen würden (Scott, 2007, S. 6). Von 2008 bis 2013 hat sich innerhalb von fünf Jahren die Anzahl der „retail clinics" zu 1600 Kliniken verdoppelt (Hwang & Mehrotra, 2013, o. S.). Nach Iglehart (2015) gibt es nun knapp 1900 solcher Kliniken in den USA (S. 301).

Den größten Marktanteil nehmen die Einzelhandelsunternehmen mit etwa 70% ein. Unternehmen wie CVS Caremark, Walgreens oder Target sind dabei beispielhaft zu benennen. Medizinische Unternehmen wie Krankenhausketten oder Medizinergruppen haben im Vergleich einen Marktanteil von 20%. „Retail clinics" im unabhängigen Besitz machen 10% des Marktes aus (Scott & Leifer, 2011, S. 7).

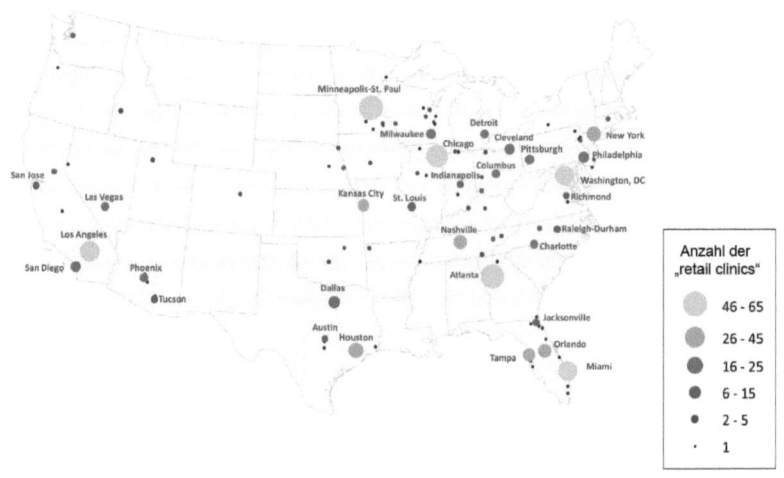

Abbildung 2: Verteilung der "retail clinics" in den Vereinigten Staaten (Rudavsky, Pollack & Mehrotra, 2009)

Etwa 88% der „retail clinics" befinden sich in städtischen Gebieten. Abbildung 2 stellt die Verteilung bis zum Jahr 2009 dar, in dessen Zeitpunkt sich knapp 1000 Kliniken in den USA befanden. Die Größe der Kreise ist proportional zu der Anzahl der „retail clinics" in den jeweiligen Gebieten (Rudavsky, Pollack & Mehrotra, 2009, S. 315). Es ist

8

zu sehen, dass ein Großteil der Kliniken vor allem im östlichen Teil der Vereinigten Staaten mit rund 16-45 Kliniken vorzufinden sind und sogar 46-65 Kliniken in den Großstädten existierten. Im Westen des Landes gibt es hingegen bis auf Los Angeles vereinzelt nur bis zu 16-25 Kliniken je Standort. Zuletzt befindet sich die geringste Anzahl im nördlichen Teil der USA, die keine bis vereinzelt 1-5 Klinken aufzuweisen haben.

Vorrangig sind „retail clinics" in Apotheken (73,2%) integriert, 15,2% in Drogeriemärkten und etwa 7,2% in Supermärkten wie Wal-Mart oder Target. In weiteren Geschäften wie Shopping Malls, Dienststellen der Regierung oder Flughäfen sind ca 4,4% der „retail clinics" vorzufinden (Rudavsky, Pollack & Mehrotra, 2009, S. 317).

Ein weiteres Ziel ist es auch nicht Versicherten oder Unterversicherten den Zugang zu einer medizinischen Versorgung zu ermöglichen. Insbesondere ist der Bedarf an Versorgung in Gebieten mit niedrigen sozioökonomischen Status, sowie niedrigen Sätzen der Krankenversicherungen und den erschwerten Zugang zur medizinischen Versorgung am größten. Demnach müssten „retail clinics" in Regionen liegen, die eine einfache Erreichbarkeit für die jeweilige Zielgruppe gewährleistet. Allerdings wurde festgestellt, dass „retail clinics" eher in Bezirken vorzufinden sind, deren Bevölkerung ein höheres Einkommen aufzuweisen haben und folglich die Verteilung der Geschäfte eher in bevorzugten Gebieten stattfindet (Pollack & Armstrong, 2009; Pollack, Gidengil & Mehrotra, 2010, S. 999).

3.2 Geschäftsmodellansatz von „retail clinics"

Die im vorangegangenen Kapitel bereits vorgestellten Geschäftsmodelle sollen nun auf den Ansatz der "retail clinics übertragen werden.

3.2.1 Leistungsmodell

Das Leistungsmodell der „retail clinics" beinhaltet einfache medizinische und präventive Leistungen und Diagnosen (Scott, 2007, S. 10). Die Leistung wird an einem festen Standort erbracht, welcher in Supermärkten, Drogeriemärkten oder Apotheken platziert ist. Die Behandlung wird entweder von einer sogenannten „nurse practitioner", ähnlich einer Krankenschwester oder einem Krankenpfleger, oder eines Assistenzarztes durchgeführt. Eine ärztliche Überwachung kann dabei telefonisch erfolgen (Bohmer, 2007, S. 765; Scott, 2006, S. 9). Diese medizinische Versorgung ist so organisiert, dass eine Behandlung ohne Terminvereinbarung erfolgen kann. Es gibt einerseits kurze Wartezeiten, jedoch werden auf der anderen Seite auch die Behandlungen in einer sehr kurzen Zeit durchgeführt. Sämtliche Behandlungsmöglichkeiten werden dabei wochentags bis abends oder am Wochenende gewährleistet (Mehrotra et al., 2009, S. 321). Die Leistungen und deren Kosten sind vorab transparent sichtbar (Pollack & Armstrong, 2009, S. 945).

„Retail clinics" beschränken sich auf eine geringe Anzahl und einfache medizinische Behandlungen. Die überwiegenden Kliniken behandeln Halsentzündungen und Husten (100%), kleine Hauterkrankungen (99,7%), Impfungen (98,9%), präventive Routineuntersuchungen und Screenings (z. B. Cholesterinmessung, Diabetesmessung) (96,2%), Schwangerschaftstests (96,0%) und Allergiebehandlungen (95,6%). Darüber hinaus gibt es auch präventive Behandlungen wie Rauchentwöhnungsbehandlungen (57,6%), Leistungen für Reisen (4,8%), HIV-Tests oder Tests von übertragbaren Krankheiten und deren Beratung (3,0%), Verschreibungen (1,6%) und Diätberatung (1,2%) (Rudavsky, Pollack & Mehrotra, 2009, S. 317-318). Etwa 76% der „retail clinics" fokussieren sich auf nur sieben Erkrankungsbereiche: Infektionen der Atemwege, Nasennebenhöhlenentzündungen, Ohrentzündungen, Rachenentzündungen, Bindehautentzündungen, Harnwegsinfektionen und Impfungen (Scott & Leifer, 2011, S. 8).

3.2.2 Produktionsmodell

In diesem Modell können die Leistungserbringer als typische Dienstleister angesehen werden und folgen demnach dem Ansatz des Dienstleistungsmodells. Innerhalb dieses Rahmens muss das Personal über die benötigten Fähigkeiten und Qualifizierungen zur Ausübung der erforderlichen Leistungen verfügen. In den überwiegenden Fällen sind innerhalb der „retail clinics" sogenannte „nurse practitioners" aufzufinden, die mit einer Krankenschwester in Deutschland verglichen werden kann. Dabei ist jedoch zu beachten, dass die Beaufsichtigung über einen Arzt erfolgen kann, der wiederum nicht immer anwesend sein muss. Darüber hinaus müssen die benötigten technischen Hilfsmittel und Ausstattungen für Diagnosen zur Verfügung gestellt werden. Abschließend ist der wichtige Aspekt des externen Faktors für dieses Modell von erheblicher Bedeutung. Gemeint ist hierbei die subjektive Wahrnehmung der Behandlungen durch den Patienten.

Die Ablauforganisation ist grundsätzlich standardisiert. Hierbei wurde der Betreiber McDonald's als Vorbildmodell genommen, indem ein beschränktes Leistungsspektrum durch standardisierte Verfahrensweisen angeboten wird. Dieses Verfahren verringert sowohl Kosten als auch Zeit und soll zudem die Qualität noch weiter steigern (Bohmer, 2007, S. 766).

3.2.3 Marktmodell

Die Nachfrage nach medizinischen Leistungen lässt sich aus dem epidemiologischen Ursprung heraus begründen. Neben Patienten und Kunden sind auch Apotheken, Einzelhandelsgeschäfte, Drogeriemärkte, private Versicherungen, Medicaid und Medicare wichtige Stakeholder für die „retail clinics".

Wie bereits angesprochen ist das Angebot einer medizinischen Versorgung für Patienten, die keine Versicherung besitzen oder trotz Versicherung bei Behandlungen enorme Kosten zu tragen haben, ein Hauptaugenmerk und grundsätzliches Ziel dieser Kliniken. Dementsprechend sind die kostengünstigen Behandlungen gerade für Bevölkerungsgruppen attraktiv, die sich keine ärztliche Behandlung in der Arztpraxis oder im Krankenhaus leisten können. Das Kundenmanagement ist damit so ausgestaltet, dass eine hohe Anzahl an Behandlungen garantiert werden kann. Dieses Verfahren kann dann aber zur Folge haben, dass keine typische Arzt-Patienten-Beziehung aufgebaut wird. Nachsorgetermine und Follow-Up-Besuche sind dementsprechend untypisch, sodass hier unterstrichen werden muss, dass dieses medizinische Modell nicht auf multimorbide oder chronische Erkrankungen ausgerichtet ist bzw. übertragen werden kann.

Apotheken, Einzelhandelsgeschäfte und Drogeriemärkte sind darüber hinaus weiterhin wichtige Stakeholder, da die „retail clinics" in deren Gebäuden integriert werden. Bereits 2007 hat Bohmer angemerkt, dass dieses Geschäftsmodell einen profitablen Markt für Unternehmer darstellen kann (S. 765). Das Konzept der „retail clinics" bietet für Unternehmen anderer Branchen einen attraktiven Wettbewerbsvorteil im Hinblick zu anderen Unternehmen, die über keine vergleichbaren Kliniken verfügen. Gerade durch die alltäglichen Lebenssituationen wie normalen Einkäufen innerhalb dieser Stakeholder kommen „retail clinics" mit Kunden häufiger und regelmäßiger in Kontakt und werden entsprechend häufiger durch den Kunden in Anspruch genommen.

Weitere wichtige Stakeholder sind die privaten Versicherungen und Medicare, sowie Medicaid. Knapp 97% akzeptieren private Versicherungen und Medicare (Rudavsky, Pollack & Mehrotra, 2009, S. 318). Und immer mehr auch Medicaid (Iglehart, 2015, S. 301).

Wettbewerb entsteht durch weitere „retail clinics" in anderen Geschäften oder Neugründungen. Die sechs größten Unternehmen innerhalb dieses Sektors verfügen über 93% der gesamten „retail clinics" landesweit in den USA. Aktueller Marktführer ist hierbei die CVS Minute Clinics mit einem Marktanteil von knapp 50% (Bachrach, Frohlich, Garcimonde & Nevitt, 2015, S. 8). Im Gegensatz zu anderen Dienstleistern in der ambulanten Versorgung wie Arztpraxen oder Krankenhäusern differenzieren sich die „retail clinics" durch niedrigere Preise für sämtliche angebotene Behandlungsmöglichkeiten, sowie einem bestimmten eingeschränkten Leistungsspektrum. Standardisierte Abläufe, kurze Wartezeiten und schnelle Behandlungen sind ebenfalls charakteristisch für dieses Modell (Rudavsky, Pollack & Mehrotra, 2009, S. 316).

3.2.4 Kostenmodell

Verglichen zu einer Arztpraxis oder einem Krankenhaus sind die Kosten von „retail clinics" vergleichsweise gering. Dies resultiert insbesondere aus personalpolitischen und verwaltungsbezogenen Grundstrukturen. Die Behandlung erfolgt wie bereits erwähnt grundsätzlich nicht durch Ärzte, sondern durch Krankenschwestern und die erforderlichen Räumlichkeiten für angebotene Behandlungen sind deutlich geringer als in allgemein medizinischen Einrichtungen. Zudem werden durch das beschränkte Angebot deutlich weniger Materialien benötigt (Scott & Leifer, 2011, S. 9).

Die Gehälter der „nurse practitioner" sind für gewöhnlich geringer als die von Ärzten. Trotz gleicher Behandlung bekommen sie nur etwa 85% der Arztvergütung, was jedoch von Staat zu Staat erheblich unterschiedlich ausfallen kann (Hwang & Mehrortra, 2013, o. S.; Scott, 2006, S. 9).

Die höchsten Kosten müssen vor allem bei der Erbauung einer „retail clinics" aufgebracht werden. Teilweise werden früher genutzte Räumlichkeiten von anderen Unternehmen schlicht umfunktioniert und umgebaut, sodass überhaupt keine Kosten für einen Neubau eines Grundgebäudes entstehen. Die Umgestaltung erfolgt dann teilweise nur durch Renovierung und anschließender Nachrüstung von Hilfsmitteln. Um eine „retail clinic" aufbauen zu können ist in etwa ein Budget von 50,000$ bis 250,000$ erforderlich. Die Kliniken sind dabei meist 13 bis 23 Quadratmeter groß und benötigen somit nicht sehr viel Platz für ihr Behandlungsspektrum. Innerhalb eines Jahres können die Einnahmen bereits 500,000$ betragen (Bachrach, Frohlich, Garcimonde & Nevitt, 2015, S. 6; Scott, 2006, S. 9).

3.2.5 Erlösmodell

Sämtliche Einrichtungen unterliegen keinen besonderen Finanzierungsregeln, sodass eine vergleichbare Preispolitik zur freien Marktwirtschaft vorzufinden ist. Hauptfinanzierungsquelle sind die direkten Erlöse, die durch die Bezahlung der Leistungen generiert werden. Diese sind wie bereits erwähnt transparent und bereits vor der Behandlung einsehbar. Je nach Inhaber können Finanzierungsquellen aber auch aus dem Inhaberunternehmen selbst kommen. Je nach Behandlungsart und der daraus resultierenden Preisentstehung braucht eine Klinik im Durchschnitt 17 bis 23 Besucher pro Tag, um kostendeckend zu arbeiten (Scott, 2007, S. 11).

Trotz des schnellen Aufschwungs wurden in den USA auch Befürchtungen geäußert. Eine große Sorge innerhalb des Gesundheitsbereiches bestand darin, dass die Behandlungsqualität aufgrund der niedrigen Preise leidet, die Zusammenarbeit mit Apotheken und Drogeriemärkten zu mehr Verschreibungen von Medikamenten führen könnte und die Behandlung in „retail clinics" die Arzt-Patientenbeziehung negativ beeinträchtigen würde. Gleichzeitig können jedoch die Kliniken auch als Chance gesehen werden, Patienten und Ärzte einfacher zu verbinden. Die Angst, dass Patienten abgeworben werden könnten, konnte nicht bestätigt werden (Iglehart, 2015, S. 302). Die Besorgnisse wurden in einer Studie untersucht und es wurde festgestellt, dass die Behandlungsqualität in „retail clinics" mindestens gleichwertig oder sogar besser als bei einem Arztbesuch war. Ebenso konnten die Befürchtungen der höheren Medikamentenverschreibung revidiert und nicht bestätigt werden (Mehrotra et al., 2009, S. 326-328).

Es wird deutlich, dass das Geschäftsmodell der „retail clinic" auch in den USA kritisch hinterfragt wurde, das Grundkonzept jedoch erfolgreich Einzug in das Gesundheitssystem gefunden hat. Jedoch merkten Mehrotra und Hwang (2013) an, dass der Aufschwung zumindest gehemmt und einige Transformationen in den Regelungen und Erstattungsmöglichkeiten nicht vollzogen wurden, sodass das Konzept mit dem aktuellen Gesundheitssystem nicht vollständig entfaltet werden konnte.

4   Der "retail clinic"-Ansatz in Deutschland

Inwieweit eine Übertragung von „retail clinics" und dessen Konzept in Deutschland denkbar ist soll in diesem Kapitel kritisch hinterfragt und diskutiert werden. Hauptschwerpunkte sollen dabei die Auflistungen von aufkommenden Schwierigkeiten und denkbaren Chancen bei der Übertragung in Deutschland werden.

In Abbildung 3 sind die wichtigen Akteure im deutschen Gesundheitssystem abgebildet. Die Nutzer (Bürger, Mitglieder, Versicherte), die Leistungserbringer und die Leistungsfinanzierer, sowie der Staat als übergeordneter Grundstein. Diese Schematisierung stellt die relevanten drei Akteure und deren Beziehungen zueinander dar, welche auch als Third-Party-Payer-System bekannt ist. Übergeordnet ist der Staat abgebildet, der durch

Gesetze und Reformen Regeln für die Akteure setzt und eine Grundsteuerung vornimmt.

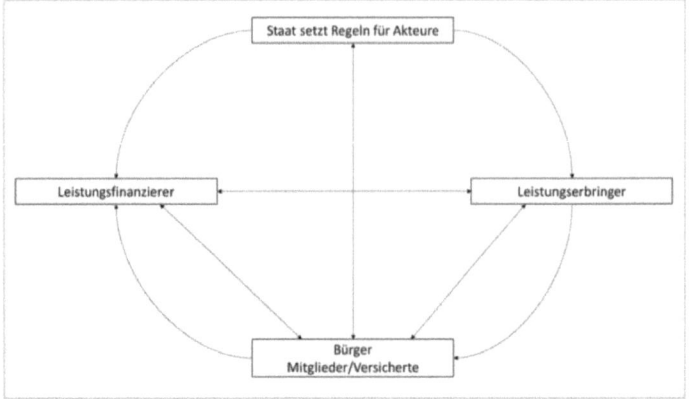

Abbildung 3: Beziehungen der Akteure im Gesundheitswesen (Dietrich, 2015, S. 15)

Aufgrund der Komplexität und der historischen Entwicklung des deutschen Gesundheitswesens steht die Integration einer neuen Innovation oder einer neuen Reform vor vielen Hindernissen. Entscheidend und unabdingbar für eine solche Umgestaltung wäre eine grundsätzliche Verhaltensänderung sämtlicher Beteiligten (Schwarzbach, 2008, S. 484). Im Vergleich zu den USA ist die staatliche Regulierung des Gesundheitssystems in Deutschland deutlich umfangreicher ausgeprägt. Dabei sind Leistungen der gesetzlichen Krankenversicherung, als auch die Vergütungssysteme sehr streng geregelt. Ferner werden Leistungsstrukturen wichtiger Bereiche gesteuert, indem bundesweit geltende gesetzliche Vorgaben durch die vertragsärztliche Bedarfsplanung und Niederlassung durch die kassenärztliche Vereinigung oder eine staatliche Krankenhausplanung der Länder eingesetzt werden (Simon, 2013, S. 123).

Es ist anzumerken, dass das Gesundheitssystem ein bedeutender und wachsender Wirtschaftsbereich ist. Allerdings besteht in Deutschland durch die verschiedenen Sektoren und den verschiedenen Institutionen wie Verbänden, Kammern, Innungen oder Industrieverbänden ein institutioneller Rahmen, der auch den Marktzutritt und die Wettbewerbsfähigkeit der Akteure stark beeinflusst. Die Politik hat den Institutionen wichtige Aufgaben zugeteilt, um das Gesundheitswesen zu regulieren und eine gezielte Steuerung vorzunehmen. Beispielsweise hat die Kassenärztliche Vereinigung durch den Sicherstellungsauftrag für die ambulante Versorgung eine monopolistische Instanz (Hajen, Paetow & Schumacher, 2013, S. 72-73).

4.1 Schwierigkeiten

Zunächst soll auf Schwierigkeiten der Übertragbarkeit dieses Konzeptes eingegangen werden. Es soll darauf hingewiesen werden, dass nur beispielhaft Argumente diskutiert werden und nicht alle denkbar auftretenden Schwierigkeiten im Einzelnen benannt werden können. Demnach soll die Aufzählung in dieser Ausarbeitung nicht als vollständig erachtet werden.

Akzeptanz

Im Unterschied zu der Situation in den USA besteht in Deutschland die freie Arztwahl der Patienten mit gewissen Einschränkungen für GKV-Versicherte (§76 SGB V). In den Vereinigten Staaten können die Patienten ihre Behandlung nur bei zugelassenen Vertragsärzten oder weiteren vertraglich zur Versorgung ermächtigten Ärzten durchführen lassen, sofern sie die Kosten für die Behandlung übernommen haben möchten (Simon, 2013, S. 270). Vergleichend dazu können in Deutschland die Patienten selbst bestimmen, zu welcher Arztpraxis sie gehen und von welchem Arzt die Behandlung durchgeführt werden soll. Während dieses Verfahren in Deutschland als „normale Situation" betrachtet wird, ist im Gegensatz dazu ist ein Arztbesuch für Menschen in den USA mit geringerem Einkommen als absoluter Luxus zu bewerten. Es müsste folglich in Deutschland überhaupt erstmal überlegt werden, mit welchem Anreiz Patienten zu „retail clinics" gelockt werden könnten.

Einerseits erwarten Patienten eine Diagnose und eine Behandlung von höchster Qualität durch einen zugelassenen Arzt. Hierbei ist ebenfalls zu erwähnen, dass selbst die Ärzte in „retail clinics" die Gefahr sehen könnten, dass die Behandlungsqualität nicht sichergestellt ist, sofern die Leistung nicht von einem medizinisch geschulten Personal durchgeführt wird, ähnlich wie in den USA.

Zum anderen müssten alternative Leistungen angeboten werden, da die versicherten Patienten die Kosten von ihrer Versicherung erstattet bekommen oder gar nicht erst in das Zahlungssystem einbezogen werden (Sachleistungsprinzip), sofern es über Selbstzahlung finanziert werden würde. Im Ergebnis wissen also viele GKV-Patienten überhaupt nicht, wie hoch die Behandlungskosten im Allgemeinen ausfallen.

Aufgabenverteilung

Bereits 2007 forderte der Sachverständigenrat (SVR) zur Begutachtung der Entwicklung im Gesundheitswesen in einem Gutachten, dass eine angemessene Integration von nicht-ärztlichen Berufsgruppen in der Behandlungspraxis fehle und eingeführt werden sollte. Dabei wurde das Berufsbild der "nurse practitioner" hervorgehoben (SVR, 2007, S. 28). Grundsätzlich hat ein Arzt nach § 613 Satz 1 BGB die Dienstleistung persönlich zu erbringen. Diese Pflicht ist ebenfalls im ärztlichen Berufsrecht gem. § 19 Abs. 1 der (Muster-)Berufsordnung für die deutschen Ärztinnen und Ärzte - MBO-Ä und im Vertragsarztrecht nach § 32 Abs. 1 der Zulassungsverordnung für Vertragsärzte – Ärzte-ZV festgelegt.

Zu welchen Tätigkeiten Krankenpfleger befugt sind, ist im Krankenpflegegesetz (KrPfG) geregelt. In den letzten Jahren sind verschiedene Projekte eingeführt worden, die das Aufgabenspektrum von Krankenpflegern und medizinischen Fachangestellten erweitert haben (z. B. AGnES, VERAH, EVA). Weiterhin gibt es im Rahmen von Modellvorhaben Projekte, in denen ausgebildete Kranken- und Altenpflegekräfte nach § 63 Abs. 3c SGB V des G-BA bestimmte Tätigkeiten bei ausgewählten Diagnosen übernehmen sollen.

Es müsste öffentlich erklärt und transparent gemacht werden, welche Leistungen Krankenschwestern und Krankenpfleger oder andere nicht-medizinische Berufsgruppen in einer solchen „retail clinic" leisten können und dürfen. Der technische Fortschritt erlaubt es zudem, wie auch in den USA, durch telemedizinische Mittel in Verbindung mit einem Arzt zu treten und damit eine ärztliche Aufsicht zu ermöglichen.

Finanzierung, Vergütung und Preisgestaltung

Die Finanzierung der ambulanten ärztlichen Versorgung wird überwiegend von der gesetzlichen und privaten Krankenversicherung, sowie übrigen Sozialleistungsträgern getragen (Haubrock & Schär, 2009, S. 182). Im ambulanten Sektor gibt es eine Vielfalt an Vergütungsformen wie Kopfpauschalen, Fallpauschalen, Einzelleistungsvergütung, Leistungskomplexpauschalen und erfolgsorientierte Vergütung. Es wäre zu klären, welche Vergütungsform für die Behandlungen in „retail clinics" in Deutschland gewählt werden sollte. Damit wird die Frage aufgeworfen, ob diese Kliniken überhaupt Einzug ins Vergütungssystem erhalten sollten und wer die Finanzierungsträger sein würden.

Anders als in den USA ist eine freie Preisgestaltung der Leistungen in Deutschland jedoch nicht möglich. Entweder werden die Preise durch staatliche Regulierung in Form von Gesetzen und Verordnungen direkt festgelegt oder der Staat greift mittelbar in die

Preispolitik ein, indem Grundregeln zur Preisbildung aufgestellt werden (Greiner, Schumacher, Honsel & Sandmann, 2008, S. 267). Somit wäre ein Wettbewerbsvorteil durch niedrigere Preise als in herkömmlichen Arztpraxen oder Krankenhäusern nicht möglich. Da den meisten Patienten, wie bereits erwähnt, für gewöhnlich der Preis einer einzelnen Behandlung nicht bekannt ist, weil die Abwicklung über die Krankenkasse läuft, ist ein Anreiz mit günstigen Behandlungen weniger attraktiv und aktuell überhaupt nicht erforderlich.

Gerade die Finanzierung und das Vergütungssystem der ambulanten Versorgung ist derart hoch komplex, sodass eine schwer zu überwindende Hürde vorhanden wäre und die Entwicklung von Erstattungssystemen für Besuche der „retail clinics" mit erheblichen Problemen konfrontiert wäre.

Fragmentierte Versorgung

Bereits seit Jahren wird über eine unzureichende Kooperation der verschiedenen Sektoren gesprochen, die zu Unwirtschaftlichkeiten und Mängeln der Versorgungsqualität führen. Es werden Anstrengungen übernommen eine vernetzte Behandlung zu initiieren. Dies geschieht vor allem vor dem Hintergrund des Anstiegs von chronischen und komplexen Erkrankungen, die einer interdisziplinäre und sektorenübergreifende Behandlung bedürfen (Hajen, Paetow & Schumacher, 2013, S. 158). Durch die Einführung eines solchen Modells wie der „retail clinic" würde die Versorgungslandschaft noch weiter verzerrt werden und zu einer weiteren Fragmentierung des Gesundheitssystems führen. Bemühungen wie die hausarztzentrierte Versorgung oder integrierte Versorgungsformen würden damit nicht zur Geltung kommen. Denn Ziel des aktuellen Gesundheitssystems ist weiterhin, durch eine bessere Koordination und Kooperation der Leistungserbringer Kosten zu sparen, Mehrfachuntersuchungen zu vermeiden und die Versorgung effizient zu gestalten (Schölkopf & Pressel, 2014, S. 175).

Gerade wenn Patienten bei einfachen medizinischen Behandlungen Leistungen der „retail clinics" beanspruchen führt dieser Ablauf zur Folge, dass der Überblick und die Kontrolle über die Versorgung einer Einzelperson erschwert oder sogar teilweise verhindert wird. Durch diese Behandlungen wird man dem Grundgedanken einer Krankenakte nicht mehr gerecht und verliert demnach die Chance zu einer kontrollierten Behandlung eines Patienten über einen längeren Zeitrahmen. Zu überlegen wäre, ob zuständige Hausärzte auch bei „retail clinics" als Gatekeeper dienen und gezielt Behandlungen in die Kliniken verlagern könnten.

4.2 Chancen

Neben grundsätzlichen Schwierigkeiten sollen aber auch die möglichen Chancen bei der Übertragung des Ansatzes in Deutschland beleuchtet werden.

Prävention

Der sogenannte zweite Gesundheitsmarkt findet seit einigen Jahren große Beachtung und kann ein starkes Wachstum aufweisen. Die Bedürfnisse der Menschen verändern sich in Bezug auf die Optimierung des eigenen Gesundheitszustandes. Dabei geht es nicht nur um Gutverdiener, sondern um alle Einkommensklassen (Nemec & Fritsch, 2013, S. 164-165). Dementsprechend könnten sich Angebote der „retail clinics" mit Leistungen der Prävention auf diesem Markt positionieren. Gerade im Hinblick des 2015 verabschiedeten Gesetzes zur Stärkung der Gesundheitsförderung und Prävention (Präventionsgesetz) rückt das Thema Prävention in Deutschland weiter in den Vordergrund. Ein wesentlicher Bestandteil darin sind verschiedene Maßnahmen zur Förderung des Impfwesens, die auch in den USA ein wesentlicher Leistungsbestandteil sind. Aufgrund der genannten Schwierigkeiten ist die Bereitstellung medizinischer Gesundheitsversorgung jedoch eher erschwerlich auf den Markt zu bringen.

Entlastung von Ärzten und Krankenhäusern

Um eine Überversorgung oder Unterversorgung zu vermeiden wird die ambulante ärztliche Versorgung im Rahmen der Bedarfsplanung organisiert (§§99-105 SGB V). Vor allem in ländlichen Gebieten wird über eine Unterversorgung geklagt, da Arztpraxen schließen und nicht durch neue Praxen ersetzt werden. Im Gegensatz zu Großstädten handelt es sich in ländlichen Gebieten um vergleichsweise unattraktive Arbeitsmärkte für angehende Ärzte (SVR, 2014, S. 353). Im Vergleich dazu sind die Ärzte in städtischen Gebieten teilweise sogar überfordert, sodass lange Wartezeiten entstehen und ein Termin bei einem Facharzt erst nach einigen Wochen vereinbart werden kann. Aus den Ergebnissen der Ärztestatistik für das Jahr 2015 geht hervor, dass die Zahl der Ärzte zwar steigt, allerdings der medizinische Versorgungsbedarf schneller zunimmt (Bundesärztekammer, 2015). Gerade wenn die zuständigen Hausärzte, wie vorhin erwähnt, als Gatekeeper dienen und Patienten gezielt zu „retail clinics" steuern, damit einfache Behandlungen wie Pflasterwechsel oder angeordnete Impfungen stattfinden, könnte dies als Entlastung der Ärzte dienen.

Vor allem in der Notfallversorgung wird beobachtet, dass Patienten aufgrund falscher Anreize eine notärztliche Behandlung in Anspruch nehmen, obwohl diese nicht zwingend erforderlich ist (Steffen, Tempka & Klute, 2007, S. 1089-1091). Vor diesem Hintergrund könnten „retail clinics" ebenfalls für Entlastung und Aufgabenverteilung sorgen, wenn diese einfache und akute Behandlungen durchführen würden. Damit könnten sich die anderen Leistungserbringer umfangreicher und intensiver um komplexe Erkrankungen kümmern. Diese Differenzierung macht es allerdings für den Patienten schwieriger zu entscheiden, ab wann er zum jeweiligen Leistungserbringer gehen sollte. Voraussetzung wäre somit zunächst, dass die Bevölkerung über ein gewisses Gesundheitsverständnis verfügen muss, um den eigenen Gesundheitszustand einschätzen zu können und dann zur geeigneten Stelle zu gehen. Gerade vor dem Hintergrund des demografischen Wandels und dem Mehrbedarf an Behandlungsmöglichkeiten muss die Behandlungsintensität ausgeweitet werden.

Da auch in Deutschland Supermärkte und Drogeriemärkte längere Öffnungszeiten haben als Arztpraxen und auch am Wochenende geöffnet sind (zumindest samstags), könnten Notaufnahmen und Krankenhäuser Patienten mit leichten Erkrankungen auffangen.

Unterstützung flächendeckender Versorgung

Immer weniger Mediziner sind dazu bereit sich als Vertragsarzt in ländlichen Gebieten niederzulassen. Dies betrifft vor allem niedergelassene Ärzte im hausärztlichen Bereich. Gründe dafür sind die zunehmende Bürokratisierung, eine schwache Infrastruktur auf dem Land, die Budgetierung und die Unattraktivität in ländlichen Gebieten. Aus diesem Grund ist eine flächendeckende ambulante Versorgung schwerer aufrecht zu erhalten. Das Versorgungsstrukturgesetz hat Regelungen entworfen um den Arztberuf attraktiver zu gestalten und Anreize entwickelt, sich in unterversorgten Gebieten niederzulassen (Kassenärztliche Bundesvereinigung, 2016).

Vor diesem Hintergrund würde das Konzept der „retail clinics" eine Möglichkeit darstellen zumindest einfache akute Behandlungen für Betroffene anzubieten. Sofern zu wenige oder überhaupt keine Arztpraxen für Patienten in ländlichen Gebieten zur Verfügung stehen, können zumindest einfache Erkrankungen durch „retail clinics" schnellstmöglich behandelt werden.

Geringere Zugangsbarrieren und zentrierte Versorgung

Gesundheitsversorgung in ein neues Setting zu setzen wäre die Idee der „retail clinics". Einfache Behandlungen im Supermarkt, Drogeriemarkt oder in der Apotheke zu bekommen ist demnach neu und könnte die Bevölkerung für das Thema Gesundheit weiter sensibilisieren.

Das Konzept könnte mit Medizinischen Versorgungszentren (MVZ) in Verbindung gebracht werden. Diese Organisationsform bietet eine umfassende ambulante interdisziplinäre Versorgung aus einer Hand. Verschiedene Gesundheitsberufe und Leistungserbringer befinden sich in einem Versorgungszentrum und bieten Patienten eine komfortable und koordinierte Behandlung an einem Ort an (Simon, 2013, S. 284). Ähnlich wie bei den MVZ würde damit kein Versorgungszentrum mit Gesundheitsleistungen entstehen, sondern eine Bündelung von Dienstleistungen und Wareneinkauf verschiedener Art. Somit können Patienten bequem an einem Ort verschiedenen Bedürfnissen nachkommen.

Indem „retail clinics" Eingang in den Alltag bekommen wird es womöglich zu etwas völlig "Normalem", auch zwischendurch einmal und kurzfristig eine medizinische Behandlung oder Präventionsleistung in Anspruch zu nehmen. Damit könnten Erkrankungen gemildert oder sogar ohne Arztbesuch behandelt werden und derartige Präventionsleistungen Erkrankungen sogar verhindern oder frühzeitig erkennen.

5 Interessierte Akteure am Konzept „retail clinics"

Nachdem Schwierigkeiten und Chancen bei der Übertragung des Konzeptes in das deutsche Gesundheitssystem diskutiert wurden, soll das Thema noch einmal genauer von verschiedenen Perspektiven beleuchtet werden. Dabei soll darauf eingegangen werden, welche Interessen an dieser Grundidee vorhanden wären und ob es bereits vergleichbare Konzepte in Deutschland gibt.

5.1 Interessierte Akteure

Ärzte und Krankenhäuser

Aus den unterschiedlichen Möglichkeiten und Chancen ergibt sich, dass sowohl Ärzte, als auch Krankenhäuser ein Interesse an dem Konzept entwickeln könnten. Durch eine denkbare Verlagerung von einfachen akuten Behandlungen in die „retail clinics" könnten eingesparte Ressourcen anderweitig genutzt werden. Zudem besteht darüber hinaus die Option, dass trotz vorrangiger Besetzung durch „nurse practitionern" Ärzten die berufliche Möglichkeit gegeben wird, innerhalb einer vorhandenen Klinik zu arbeiten und sich nicht in einer eigenen Praxis niederzulassen.

Nichtärztliche Berufsgruppen

In diesem Berufszweig sind vor allem Krankenschwestern, Krankenpfleger und Heilpraktiker gemeint. „Retail clinics" könnten als neue potenzielle Arbeitsfelder für diese Berufsgruppen dienen. Je nachdem welche Leistungen erbracht werden, würde das auch das Behandlungsspektrum dieser Berufsgruppen erweitern.

Bürger und Patienten

Patienten hätten Interesse und verschiedene Möglichkeiten ein weiteres Leistungsangebot in Anspruch nehmen zu können. Gerade bei überfüllten Arztpraxen oder Krankenhäusern könnten „retail clinics" die Alternative bieten zumindest einfache Erkrankungen zu behandeln und eine Anlaufstelle darzustellen. Eine medizinische Behandlung würde keinen großen Zeitaufwand bedeuten und könnte bequem beim Einkaufsweg erledigt werden.

Apotheken

Speziell Apotheken wären potenzielle Interessenten, da eine medizinische Behandlung und anschließende Verschreibung von Hilfsmitteln und Medikamenten innerhalb eines geschlossenen Systems erfolgt und kundenfreundlich strukturiert wird. Eine Beratung in Apotheken ist ein wichtiger Bestandteil unseres Gesundheitssystems und es gibt sogar einen Leitfaden für Beratungsgespräche der Bundesvereinigung Deutscher Apothekerverbände e. V.. Eine „retail clinic" könnte das Angebot der Apotheke noch weiter abrunden und die medizinische Behandlung ausfüllend ergänzen.

Privatwirtschaftliche Unternehmen

Interessenten, die bislang nicht in der Schematisierung des Gesundheitssystems aufgeführt sind, wären privatwirtschaftliche Unternehmen wie in den USA. Sie könnten ebenso als interessierte Akteure angesehen werden, um in den Gesundheitsmarkt einzusteigen.

5.2 Ähnliche Konzepte in Deutschland

Ein ähnliches Konzept wie der Ansatz, dass Kliniken in Supermärkten, Drogeriemärkten oder Apotheken platziert werden, gibt es bislang nicht in Deutschland. Allerdings gibt es verschiedene Projekte, die Krankenpfleger/innen und Arzthelfer/innen eine Qualifikation einräumen, um ärztliche Tätigkeiten zu übernehmen und selbständig Diagnosen zu erstellen. Im Prinzip gehen diese Projekte in die Richtung des Konzepts der "nurse practitioner".

Zu nennen ist dabei das Modellprojekt "AGnES", Arztentlastende Gemeindenahe E-healthgestützte Systemische Intervention. Anregungen zu diesem Projekt waren primär die Vermeidung der drohenden Unterversorgung in ländlichen Gebieten und die Grundversorgung von Patienten, die einer präventiven und regelmäßigen Behandlung bedürfen (SVR, 2009, S. 430-431). Weiterhin gibt es das Projekt VERAH (Versorgungsassistentin in der Hausarztpraxis), indem die Qualifizierung für Fachangestellte angedacht ist und diese dazu befördert, Patienten der Hausarztpraxis inner- und außerhalb der Praxis zu versorgen und damit den Hausarzt zu entlasten (SVR, 2009, S. 432). Diese Projekte zeigen auf, dass eine Delegation der Tätigkeiten zum Teil erfolgt und nichtärztliches Personal dazu befähigt wird, Ärzte zu unterstützen.

Ein erheblicher Vorteile der "retail clinics" ist die Komfortabilität und Bequemlichkeit für die Patienten, sowohl eine medizinische Behandlung zu erhalten, als auch den alltäglichen Einkauf zu erledigen. Vereinzelt gibt es in Deutschland sogenannte Filialpraxen. Aufgrund der Schließung von Geschäften und Dienstleistungen und den daraus resultierenden Verlusten der Grundversorgung an Waren und Dienstleistungen wurde 2004 am Standort Jülich-Barmen in Nordrhein-Westfalen die multifunktionale Nahversorgung (Nahv@rsorge) des DORV-Zentrums (Dienstleistung und Ortsnahe Rundum Versorgung) erbaut. In diesem Angebot sind Leistungen zur sozialen und medizinischen Versorgung, sowie Lebensmittel und kulturelle Dienstleistungen vereint. Damit werden bislang getrennte Angebote an einen zentralen Ort zusammengefasst (DORV UG, 2013).

Ein weiteres ähnliches Projekt lässt sich im Landkreis Stendal und Altmarkkreis Salzwedel in Sachsen-Anhalt finden. Hier war das Problem der Unterversorgung im hausärztlichen Bereich, weswegen tätige Hausärzte überdurchschnittlich viele Patienten hatten. Vor diesem Hintergrund hat 2009 die Kassenärztliche Vereinigung Sachsen-Anhalt in Kooperation mit der AOK Sachsen-Anhalt und dem Ministerium für Gesundheit und Soziales das Konzept der Filialpraxen entwickelt. Dabei betreibt die Kassenärztliche Vereinigung die Arztpraxen und Ärzte können selbstständig oder angestellt in verschiedenen Beschäftigungsverhältnissen für die Praxis tätig werden ohne eine eigene Praxis zu betreiben. Dabei werden auch bereits Ärzte angesprochen, die bereits im Ruhestand sind. Die gesamte Organisation wird dabei von der KV übernommen (Innovative Gesundheitsmodelle, 2015).

Schlussendlich zeigt sich, dass trotz möglichen Chancen bereits bei der Einführung von „retail clinics" große Hindernisse und Barrieren entstehen würden und eine vollständige

Übertragbarkeit des Konzepts nach aktuellem Gesundheitswesen nicht durchführbar wäre. Gleichzeitig sind jedoch, insbesondere vor dem Hintergrund der gesellschaftlichen und gesundheitlichen Entwicklung, alle bisher aufgezeigten Probleme nicht unüberwindbar, sodass ein vergleichbares Modell zu den "retail clinics" zumindest denkbar und im Kerngedanken sinnvoll wäre.

6 Literaturverzeichnis

Bachrach, D., Frohlich, J., Garcimonde, A. & Nevitt, K. (2015). *Building a Culture of Health. The Value Propostion of Retail Clinics.* Verfügbar unter http://www.rwjf.org/content/dam/farm/reports/issue_briefs/2015/rwjf419415

Bieger, T., zu Knyphausen-Aufseß, D. & Krys, C. (Hrsg.) (2011). *Innovative Geschäftsmodelle. Konzeptionelle Grundlagen, Gestaltungsfelder und unternehmerische Praxis.* Berlin/Heidelberg: Springer-Verlag.

Bohmer, R. (2007). The Rise of In-Store Clinics - Threat or Opportunity? *The New England Journal of Medicine*, 356 (8), 765-768.

Bundesärztekammer (2015). *Ärztestatistik 2015: Medizinischer Versorgungsbedarf steigt schneller als die Zahl der Ärzte.* Verfügbar unter http://www.bundesaerztekammer.de/ueber-uns/aerztestatistik/aerztestatistik-2015/

Chang, J. E., Brundage, S. C., Burke, G. C. & Chokshi, D. A. (2015). *Convenient Care: Retail Clinics and Urgent Care Centers in New York.* New York: United Hospital Fund. Zugriff am 28.03.2016 unter http://nyshealthfoundation.org/uploads/resources/united-hospital-fund-convenient-care-report.pdf

Dietrich, M. (2015). *Studienbrief - Gesundheitsmanagement II - Management des Gesundheitswesens.* Saarbrücken: Deutsche Hochschule für Prävention und Gesundheitsmanagement.

Dietrich, M. & Molter, N. (2013): Kundenmanagement in der integrierten Versorgung. In: R. Busse, J. Schreyögg & T. Stargardt (Hrsg.). *Management im Gesundheitswesen* (3. Auflage), (S. 210-225). Stuttgart: Springer.

DORV UG (2013). *DORV Zentrum.* Verfügbar unter http://www.dorv.de/

Greiner, W., Schumacher, H. K., Honsel, K. & Sandmann, D. (2008). Preissystem. In: W. Greiner, J.M. Graf v.d. Schulenburg, C. Vauth (Hrsg.). *Gesundheitsbetriebslehre. Management von Gesundheitsunternehmen.* Bern: Verlag Hans Huber, S. 267-302.

Hajen, L., Paetow, H. & Schumacher, H. (2013). *Gesundheitsökonomie. Strukturen - Methoden - Praxisbeispiele* (7. Auflage). Stuttgart: W. Kohlhammer GmbH.

Haubrock, M., Hagmann, H. & Nerlinger, T. (2000). *Managed Care. Integrierte Versorgungsformen.* Bern: Verlag Hans Huber.

Haubrock, M. & Schär, W. (Hrsg.) (2009). *Betriebswirtschaft und Management in der Gesundheitswirtschaft* (5. Auflage). Bern: Verlag Hans Huber.

Hungenberg, H. (2014). *Strategisches Management in Unternehmen. Ziele - Prozesse - Verfahren* (8. Auflage). Wiesbaden: Springer Fachmedien.

Hwang J. & Mehrotra A. (2013). *Why retail clinics failed to transform health care.* Harvard Business Review. Verfügbar unter https://hbr.org/2013/12/why-retail-clinics-failed-to-transform-health-care

Iglehart, J. K. (2015). The Expansion of Retail Clinics - Corporate Titans vs. Organized Medicine, *The New England Journal of Medicine*, 373 (4), 301-303.

Innovative Gesundheitsmodelle (2015). *Filialpraxen der Kassenärztlichen Vereinigung Sachsen-Anhalt.* Verfügbar unter http://www.innovative-gesundheitsmodelle.de/modelle/-/asset_publisher/ubf7syrf6E2N/content/filialpraxen-der-kassenarztlichen-vereinigung-sachsen-anhalt/maximized?redirect=http%3A%2F%2Fwww.innovative-gesundheitsmodel-le.de%2Fmodelle%3Fp_p_id%3D101_INSTANCE_ubf7syrf6E2N%26p_p_lifecycle%3D0%26p_p_state%3Dnormal%26p_p_mode%3Dview%26p_p_col_id%3Dcolumn-3%26p_p_col_count%3D1%26p_r_p_564233524_categoryId%3D11563%26p_r_p_564233524_resetCur%3Dtrue

Kassenärztliche Bundesvereinigung (2016). *Ärztemangel.* Verfügbar unter http://www.kbv.de/html/themen_1076.php

Mehrotra, A., Liu, H., Adams, J., Wang, M. C., Lave, J., Thygeson, N. M. et al. (2009). The Cost and Quality of Care for Three Common Illnesses at Retail Clinics as Compared to Other Medical Settings. *Ann Intern Med*, 151 (5), 321-328.

Nemec, S & Fritsch, H. J. (2013). *Die Klinik als Marke. Markenkommunikation und -führung für Krankenhäuser und Klinikketten.* Berlin, Heidelberg: Springer-Verlag.

Pollack, C. E. & Armstrong, K. (2009). The Geographic Accessibility of Retail Clinics for Underserved Populations. *Arch Intern Med*, 169 (10), 945-949.

Pollack, C. & Gidengil, C. & Mehrotra, A. (2010). The Growth of Retail Clinics and the Medical Home: Two Trends in Concert or in Conflict? *Health Affairs*, 29 (5), 998-1003.

Rudavsky, R., Pollack, C. E. & Mehrotra, A. (2009). The Geographic Distribution, Ownership, Prices, and Scope of Practice at Retail Clinics. *Annual International Medicine*, 151 (5), 315-320.

Sachverständigenrat (2007). *Kooperation und Verantwortung - Voraussetzungen einer zielorientierten Gesundheitsversorung*. Bonn: Nomos. Zugriff am 30.03.2016 unter http://dipbt.bundestag.de/dip21/btd/16/063/1606339.pdf

Sachverständigenrat (2009). *Koordination und Integration Gesundheitsversorgung in einer Gesellschaft des längeren Lebens*. Bonn: Nomos. Zugriff am 30.03.2016 unter http://dip21.bundestag.de/dip21/btd/16/137/1613770.pdf

Sachverständigenrat (2014). *Bedarfsgrechte Versorgung - Perspektiven für ländliche Regionen und ausgewählte Leistungsbereiche*. Bonn: Hans Huber. Zugriff am 30.03.2016 unter http://dipbt.bundestag.de/doc/btd/18/019/1801940.pdf

Scheer, C., Deelmann, T. & Loos, P. (2003): *Geschäftsmodelle und internetbasierte Geschäftsmodelle - Begriffsbestimmung und Teilnehmermodell*, Mainz: Johannes Gutenberg Universität.

Schölkopf, M. & Pressel, H. (2014). *Das Gesundheitswesen im internationalen Vergleich. Gesundheitssystemvergleich und europäische Gesundheitspolitik* (2. Auflage). Berlin: Medizinisch Wissenschaftliche Verlagsgesellschaft.

Schwarzbach, C. (2008). Schematisierung der Gesundheitssysteme und Beispiele für Übertragungen. In: W. Greiner, J.M. Graf v.d. Schulenburg, C. Vauth (Hrsg.). *Gesundheitsbetriebslehre. Management von Gesundheitsunternehmen*. Bern: Verlag Hans Huber.

Scott, M. K. (2006). *Health Care in The Express Lane: The Emergence Of Retail Clinics.* Zugriff am: 30.03.2016 unter http://www.chcf.org/~/media/MEDIA%20LIBRARY%20Files/PDF/PDF%20H/P DF%20HealthCareInTheExpressLaneRetailClinics.pdf

Scott, M. K. (2007). *Health Care In The Express Lane: Retail Clinics Go Mainstream. California Health Foundation.* Zugriff am 30.03.2016 unter

http://www.chcf.org/~/media/MEDIA%20LIBRARY%20Files/PDF/PDF%20H/P
DF%20HealthCareInTheExpressLaneRetailClinics2007.pdf

Scott, M. K. & Leifer, J. (2011). *The FQHC Guide and Toolkit for Retail Health Care Key Strategic, Business, Operational, and Legal Considerations.* Zugriff am 31.03.2016   unter http://www.nachc.com/client/documents/exretailhealthtoolkit/toolkit_lowresfeb20 11.pdf

Simon, M. (2013). *Das Gesundheitssystem in Deutschland. Eine Einführung in Struktur und Funktionsweise* (4. Aufl.). Bern: Huber.

Steffen, W., Tempka, A. & Klute, G. (2007), Falsche Patientenanreize in der Ersten Hilfe der Krankenhäuser, *Deutsches Ärzteblatt,* 104 (16), 1088-1091.

Thygeson, M., Van Vorst, K. A., Maciosek, M. V. & Solberg, L. (2008). Use and Costs of Care in Retail Clinics versus Tradiotional Care Sites, *Health Affairs,* 27 (5), 1283-1292.

Weber, W., Kabst, R. & Baum, M. (2014). *Einführung in die Betriebswirtschaftslehre* (9. Auflage). Wiesbaden: Springer Fachmedien.

Wirtz, B. W. (2001). *Electronic Business* (2. Auflage). Wiesbaden: Betriebswirtschaflicher Verlag.

7   Abbildungsverzeichnis

BEI GRIN MACHT SICH IHR WISSEN BEZAHLT

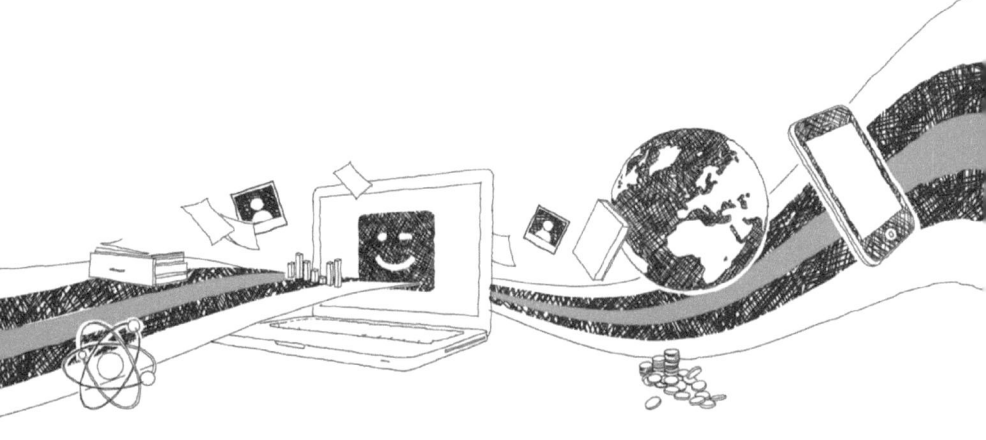

- Wir veröffentlichen Ihre Hausarbeit, Bachelor- und Masterarbeit

- Ihr eigenes eBook und Buch - weltweit in allen wichtigen Shops

- Verdienen Sie an jedem Verkauf

Jetzt bei www.GRIN.com hochladen und kostenlos publizieren

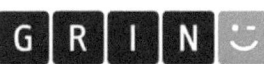